Priyadarshini M.
Rameshwari Singhal
Nand Lal

Papel dos factores de crescimento na terapia periodontal

Priyadarshini M.
Rameshwari Singhal
Nand Lal

Papel dos factores de crescimento na terapia periodontal

ScienciaScripts

Cover image: www.ingimage.com

This book is a translation from the original published under ISBN 978-620-8-42226-4.

Publisher:
Sciencia Scripts
is a trademark of
Dodo Books Indian Ocean Ltd. and OmniScriptum S.R.L publishing group

120 High Road, East Finchley, London, N2 9ED, United Kingdom
Str. Armeneasca 28/1, office 1, Chisinau MD-2012, Republic of Moldova, Europe
Managing Directors: Ieva Konstantinova, Victoria Ursu
info@omniscriptum.com

Printed at: see last page
ISBN: 978-620-8-64143-6

INTRODUÇÃO

O tecido periodontal tem a capacidade de reparação e regeneração. A definição de regeneração periodontal implica a formação de novo osso, novo cemento e um ligamento periodontal funcionalmente orientado; enquanto a reparação periodontal implica a cicatrização após a cirurgia periodontal que resulta na cicatrização sem restauração do aparelho de fixação.[1] A regeneração dos tecidos periodontais depende de quatro componentes básicos. Os sinais adequados, as células, o fornecimento de sangue e o suporte necessário para direcionar o tecido para o local do defeito. Todos estes elementos desempenham um papel fundamental no processo de cicatrização e na reconstrução do tecido perdido. As células fornecem a maquinaria para o crescimento e a diferenciação de novos tecidos, enquanto os factores de crescimento ou morfogénios modulam a atividade celular e estimulam as células a diferenciarem-se e a produzirem a matriz para o tecido em desenvolvimento. As novas redes vasculares fornecem a base nutricional para o crescimento e a homeostasia dos tecidos. Por fim, os suportes orientam e criam uma estrutura modelo tridimensionalmente para facilitar os processos acima referidos necessários para a regeneração dos tecidos. Os principais eventos celulares na reparação de tecidos são a mitogénese, a migração e o metabolismo[2].

Na natureza, as proteínas responsáveis pela coordenação destes eventos são os factores de crescimento. Estas moléculas de ocorrência natural, juntamente com certas proteínas da matriz, são reguladores-chave destes eventos biológicos e apresentam efeitos pleiotrópicos na reparação de feridas, em quase todos os tecidos, incluindo o periodonto. São produtos celulares naturais que são libertados ou activados quando é necessária a divisão celular. Esta ação ocorre normalmente durante eventos como a cicatrização de feridas ou a regeneração de tecidos. Se as células mesenquimais do ligamento periodontal ou da região perivascular do osso proliferarem e colonizarem a superfície da raiz, ocorre a regeneração. Acredita-se que os factores de crescimento têm o potencial de acelerar o processo de cicatrização e, por conseguinte, melhorar a regeneração dos tecidos em cenários clínicos difíceis.[3]

ASPECTOS CELULARES E MOLECULARES DA REGENERAÇÃO PERIODONTAL

Um fator-chave para aumentar a previsibilidade das terapias regenerativas é a compreensão dos eventos celulares e moleculares necessários para regenerar os tecidos periodontais. Reconhece-se agora que uma ligação importante, embora não exacta, para a compreensão dos requisitos para a regeneração dos tecidos é a aquisição de conhecimentos sobre os mecanismos envolvidos no desenvolvimento dos tecidos. Comparando o desenvolvimento periodontal com a regeneração periodontal, é evidente que existem alguns princípios comuns, bem como alguns conceitos que são claramente diferentes entre os dois processos. No entanto, em contraste com as fases de desenvolvimento, tanto na cicatrização de feridas como na regeneração, os eventos iniciais incluem o recrutamento de células da medula óssea e a formação de coágulos, seguidos da migração de células inflamatórias e da libertação de citocinas celulares e factores de crescimento nos locais de cicatrização.[4] Durante o desenvolvimento, é agora reconhecido que factores de crescimento específicos e morfogénios desencadeiam a diferenciação de células epiteliais e mesenquimatosas derivadas durante a formação do dente. Outro evento considerado crítico tanto para o desenvolvimento quanto para a regeneração dos tecidos periodontais é a atração de células apropriadas para o local de reparo ou desenvolvimento. Uma vez no local, as células devem ligar-se à matriz extracelular do ambiente local e tornar-se biologicamente activas. Ou seja, essas células têm de se diferenciar em osteoblastos, cementoblastos ou células PDL e estabelecer a matriz adequada necessária para a formação de tecidos conjuntivos duros e moles. Para sintetizar matriz suficiente, as células apropriadas devem ser estimuladas a proliferar no local. Assim, é razoável imaginar que muitas das moléculas envolvidas no desencadeamento do desenvolvimento dos tecidos periodontais podem revelar-se eficazes na promoção da regeneração dos tecidos periodontais.

O CICLO CELULAR:

A sequência ordenada de eventos pelos quais as células se dividem é chamada de ciclo celular. O ciclo celular consiste nas fases G1 (pré-sintética), S (síntese de ADN), G2 (pré-mitótica) e M (mitótica). As células quiescentes encontram-se num estado fisiológico denominado G0. Os tecidos podem ser compostos principalmente por células quiescentes em G0, mas a maioria dos tecidos maduros contém alguma combinação de células em divisão contínua, células terminalmente diferenciadas, células estaminais e células quiescentes que ocasionalmente entram no ciclo celular.[5] Os tecidos do corpo são divididos em três grupos com base na sua atividade proliferativa.

Nos **tecidos em divisão contínua** (também chamados tecidos lábeis), as células proliferam ao longo da vida, substituindo as que são destruídas. Estes tecidos incluem os epitélios de superfície, como as superfícies escamosas estratificadas da pele, da cavidade oral, da vagina e do colo do útero; a mucosa de revestimento de todos os canais excretores das glândulas do corpo (por exemplo, glândulas salivares, pâncreas, trato biliar); o epitélio colunar do trato gastrointestinal e do útero; o epitélio de transição do trato urinário e as células da medula óssea e dos tecidos hematopoiéticos. Na maioria destes tecidos, as células maduras derivam de células estaminais, que têm uma capacidade ilimitada de proliferação e cuja descendência pode sofrer várias correntes de diferenciação.[5]

Os tecidos quiescentes (ou estáveis) têm normalmente um baixo nível de replicação; no entanto, as células destes tecidos podem sofrer uma divisão rápida em resposta a estímulos e são assim capazes de reconstituir o tecido de origem. Considera-se que se encontram na fase G0 do ciclo celular, mas podem ser estimuladas a entrar em G1. Nesta categoria encontram-se as células parenquimatosas do fígado, dos rins e do pâncreas; as células mesenquimatosas, como os fibroblastos e o músculo liso; as células endoteliais vasculares; e os linfócitos e outros leucócitos em repouso. A capacidade regenerativa das células estáveis é melhor exemplificada pela capacidade de regeneração do fígado após hepatectomia parcial e após lesão química aguda. Os fibroblastos, as células endoteliais, as células musculares lisas, os condrócitos e os osteócitos são quiescentes nos mamíferos adultos, mas proliferam em resposta a lesões. Os fibroblastos, em particular, proliferam amplamente, constituindo a resposta do tecido conjuntivo à inflamação.[6]

Os tecidos **não divisíveis (permanentes)** contêm células que abandonaram o ciclo celular e não podem sofrer divisão mitótica na vida pós-natal. A este grupo pertencem os neurónios e as células musculares esqueléticas e cardíacas. Se os neurónios do sistema nervoso central forem destruídos, o tecido é geralmente substituído pela proliferação dos elementos de suporte do sistema nervoso central, as células gliais. O músculo cardíaco tem uma capacidade regenerativa muito limitada, se é que tem alguma, e uma grande lesão no músculo cardíaco, como pode ocorrer no enfarte do miocárdio, é seguida pela formação de cicatrizes.[7]

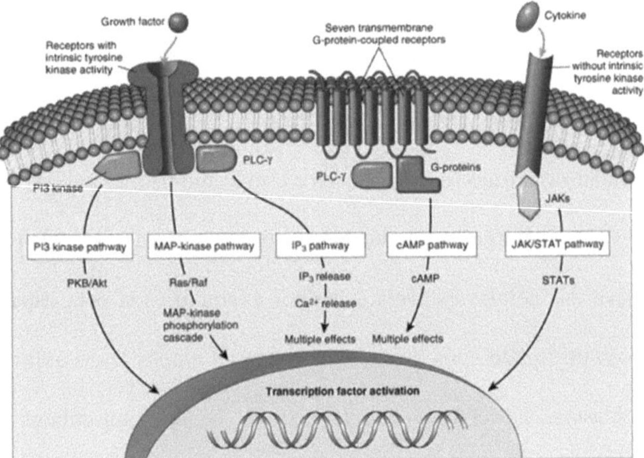

Figura 1: Pontos de referência do ciclo celular. A figura mostra as fases do ciclo celular (Go, G1, G2, S e M), a localização do ponto de restrição G1 e os pontos de controlo do ciclo celular G1/S e G2/M. As células dos tecidos lábeis, como a

epiderme e o trato gastrointestinal, podem ter um ciclo contínuo; as células estáveis, como os hepatócitos, são quiescentes mas podem entrar no ciclo celular; as células permanentes, como os neurónios e os miócitos cardíacos, perderam a capacidade de proliferar.

Na sua ação de estímulo à proliferação celular, algumas substâncias de crescimento são designadas **por factores de competência** porque fazem sair o ciclo celular da sua fase de repouso (GO). Tornam a célula competente para a divisão celular. Ex: PDGF.

Os factores de progressão fazem com que as células passem de G1 para a fase de síntese do ADN (S). Induzem a divisão celular. Ex: IGF-1.

As várias actividades de uma célula, incluindo a sua divisão, são influenciadas por **factores de crescimento, hormonas, citocinas** e uma vasta gama de outras moléculas que são coletivamente conhecidas como **factores mitogénicos**. As acções destas substâncias são iniciadas quando se ligam a receptores específicos na membrana celular, dando início a uma cascata de reacções bioquímicas no interior da célula que geram segundos mensageiros e amplificam o sinal original. Várias proteínas celulares estão envolvidas nestes processos e o resultado final é a divisão celular, a diferenciação ou outra função celular

VIAS DE SINALIZAÇÃO QUE CONTROLAM A PROLIFERAÇÃO CELULAR

Todos os factores de crescimento funcionam através da ligação a receptores específicos, que emitem sinais para as células alvo. Estes sinais têm dois efeitos gerais: (1) estimulam a transcrição de muitos genes que estavam silenciosos nas células em repouso e (2) vários destes genes regulam a entrada das células no ciclo celular e a sua passagem pelas várias fases do ciclo celular.

A proliferação celular é um processo fortemente regulado que envolve **um** grande número de moléculas e vias inter-relacionadas. O primeiro evento que inicia a proliferação celular é, normalmente, a ligação de uma molécula sinalizadora, o **ligando**, a um **recetor** celular específico. Os ligandos típicos são **os factores de crescimento** e **as proteínas** da MEC.

Com base na fonte do ligando e na localização dos seus receptores - na mesma célula, em células adjacentes ou distantes - podem distinguir-se três modos gerais de sinalização, designados **autócrino, parácrino** e **endócrino**.

Sinalização autócrina As células respondem às moléculas de sinalização que elas próprias segregam, estabelecendo assim um **ciclo autócrino**. Vários factores de crescimento polipeptídicos e citocinas actuam desta forma. A regulação autócrina do crescimento desempenha um papel na regeneração do fígado, na proliferação de linfócitos estimulados por antigénios e no crescimento de alguns tumores. Os tumores produzem frequentemente factores de crescimento e respectivos receptores em excesso, estimulando assim a sua própria proliferação através de um ciclo autócrino.

Sinalização parácrina. Uma célula produz o ligando, que depois actua em células-alvo adjacentes que expressam os receptores apropriados. As células que respondem estão muito próximas da célula produtora do ligando e são geralmente de um tipo diferente. A estimulação parácrina é comum na reparação do tecido conjuntivo de feridas em cicatrização, em que um fator produzido por um tipo de célula (por exemplo, um macrófago) tem o seu efeito de crescimento em células adjacentes (por exemplo, um fibroblasto). Um tipo especial de sinalização parácrina, denominada **juxtácrina**, ocorre quando a molécula sinalizadora (por exemplo, fator de necrose tumoral, TGF-α e fator de crescimento epidérmico ligado à heparina) está ancorada na membrana celular e se liga a um recetor na membrana plasmática de outra célula. Neste tipo de sinalização, a interação recetor-ligando é dependente e promove a adesão célula-célula.

Sinalização endócrina As hormonas são sintetizadas por células de órgãos endócrinos e actuam em células-alvo distantes do seu local de síntese, sendo normalmente transportadas pelo sangue. Os factores de crescimento também podem circular e atuar em locais distantes, como é o caso do HGF. Várias citocinas, como as associadas aos aspectos sistémicos da inflamação, também actuam como agentes endócrinos.

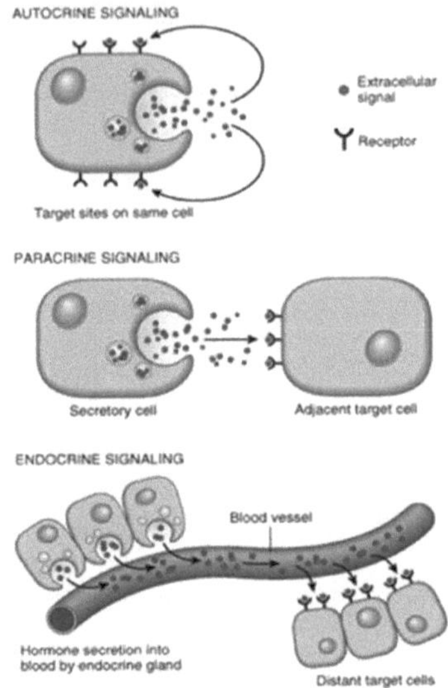

Padrões gerais de sinalização intercelular que demonstram a sinalização autócrina, parácrina e endócrina

VISÃO GERAL DOS MECANISMOS DE TRANSDUÇÃO DE SINAL E DOS RECEPTORES ASSOCIADOS

A ligação de um ligando ao seu recetor desencadeia uma série de eventos através dos quais os sinais extracelulares são transduzidos para a célula e modulam as alterações na expressão genética. Uma forma comum de interação ligando-recetor envolve a dimerização ou trimerização de moléculas receptoras; as moléculas receptoras individuais também podem transduzir sinais, mas normalmente fazem-no depois de recrutarem e ligarem proteínas adaptadoras citoplasmáticas. Os receptores estão geralmente localizados na superfície da célula-alvo, mas também podem ser encontrados no citoplasma ou no núcleo. Uma proteína recetora tem especificidade de ligação para determinados ligandos e o complexo recetor-ligando resultante pode iniciar respostas celulares específicas ou múltiplas.

1. Receptores com atividade intrínseca de tirosina quinase.

Os ligandos dos receptores com atividade de tirosina quinase incluem a maioria dos factores de crescimento, como o EGP (fator de crescimento epidérmico), o TGF-α (fator de crescimento transformador α), o HGF (fator de crescimento dos hepatócitos), o PDGF (fator de crescimento derivado das plaquetas), o VEGF (fator de crescimento endotelial vascular), o FGF (fator de crescimento dos fibroblastos) e a insulina.[8] Os receptores pertencentes a esta família têm um domínio extracelular de ligação ao ligando, uma região transmembranar e uma cauda citoplasmática com atividade intrínseca de tirosina quinase. A ligação do ligando induz a dimerização do recetor, a fosforilação da tirosina e a ativação da tirosina quinase do recetor. A quinase ativa fosforila e, por conseguinte, ativa muitas moléculas efectoras a jusante (moléculas que medeiam os efeitos da ligação do recetor a um ligando). Os resíduos fosforilados no recetor também servem como locais de acoplamento para moléculas adaptadoras que ligam moléculas efectoras. As moléculas efectoras incluem a fosfolipase Cγ (PLCγ) e a PI-3 quinase. A PLCγ catalisa a decomposição dos fosfolípidos de inositol da membrana em dois produtos -

trifosfato de inositol (IP3), que funciona para aumentar as concentrações de outra molécula efectora importante, o cálcio; e diacilglicerol, que ativa a proteína quinase C (PKC) serina-treonina quinase, que por sua vez ativa vários factores de transcrição. A PI-3 quinase fosforila um fosfolípido membranar, gerando produtos que activam a quinase Akt (também designada por proteína quinase B). A Akt está envolvida na proliferação celular e na inibição da apoptose e é um intermediário chave na via de transdução de sinal da insulina mediada pela PI-3K.[9] Como já foi referido, os resíduos fosforilados no recetor também funcionam como locais de acoplamento para proteínas adaptadoras que são capazes de ligar outras proteínas efectoras. Uma proteína adaptadora prototípica é a GRB-2, que se liga a um fator de troca GTP: GDP chamado SOS. O SOS actua sobre a proteína de ligação ao GTP (G) RAS e catalisa a formação de RAS-GTP, que desencadeia a cascata da proteína quinase activada por mitogénio (MAP quinase). As MAP quinases activas estimulam a síntese e a fosforilação de factores de transcrição, como a FOS e a JUN. Os factores de transcrição activados por estas várias cascatas de sinalização estimulam, por sua vez, a produção de factores de crescimento, receptores para factores de crescimento e proteínas que controlam diretamente a entrada das células no ciclo celular.[10]

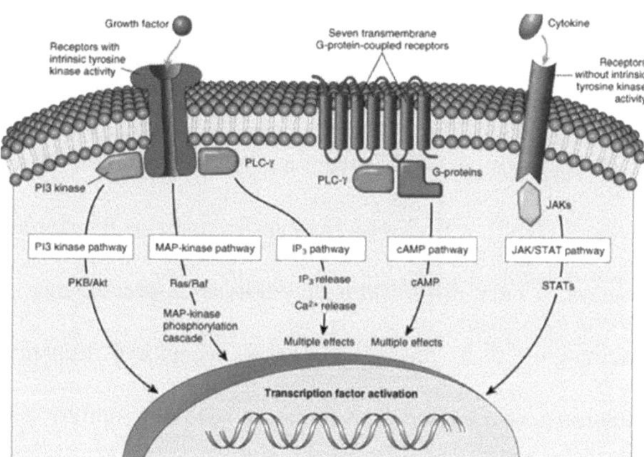

Exemplos de sistemas de transdução de sinal que requerem receptores de superfície celular. São apresentados receptores com atividade intrínseca de tirosina quinase, sete receptores transmembranares acoplados à proteína G e receptores sem atividade intrínseca de tirosina quinase. A figura mostra também importantes vias de sinalização transduzidas pela ativação destes receptores através da ligação de ligandos.

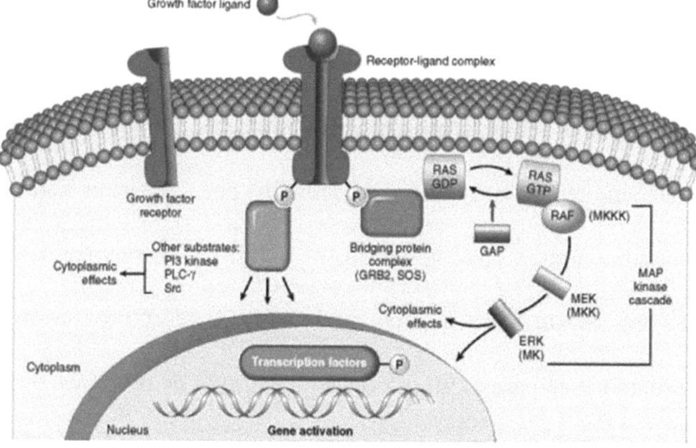

Sinalização a partir de receptores de tirosina quinase. A ligação do fator de crescimento (ligando) provoca a dimerização do recetor e a auto-fosforilação de resíduos de tirosina. A ligação de proteínas adaptadoras (ou de ligação) (por exemplo, GRB2 e SOS) liga o recetor ao RAS inativo. O ciclo do RAS entre as suas formas inativa e ativa é regulado pelo GAP. O RAS ativado interage e ativa a RAF (também conhecida como MAP quinase quinase quinase). Esta cinase fosforila então um componente da via de sinalização da MAP cinase, a MEK (também conhecida como MAP cinase cinase), que depois fosforila a ERK (MAP cinase). A MAP quinase activada fosforila outras proteínas citoplasmáticas e factores de transcrição nucleares, gerando respostas celulares. O recetor de tirosina quinase fosforilado pode também ligar-se a outros componentes, como a PI-3 quinase, que ativa sistemas de sinalização distintos.

2) **Receptores sem atividade intrínseca de tirosina quinase que recrutam cinases.** Os ligandos para estes receptores incluem muitas citocinas, como a interleucina-2 (IL-2), a IL-3 e outras interleucinas; os interferões α β e γ, a eritropoietina; o fator estimulador de colónias de granulócitos; a hormona do crescimento; e a prolactina. Estes receptores transmitem sinais extracelulares para o núcleo através da ativação de membros da família de proteínas JAK (Janus kinase).[10] As JAKs ligam os receptores e activam factores de transcrição citoplasmáticos denominados STATs (transdutores de sinal e ativação da transcrição), que se deslocam diretamente para o núcleo e activam a transcrição de genes.

3) **Sete receptores transmembranares acoplados à proteína G (GPCRs).** Estes receptores foram assim designados por conterem sete hélices α transmembranares. Constituem a maior família de receptores da membrana plasmática (foram identificados mais de 1500 receptores desta classe) e transmitem sinais para o interior da célula através de proteínas triméricas de ligação ao GTP (proteínas G). Um grande número de ligandos sinaliza através deste tipo de recetor. Estes incluem a vasopressina, a serotonina, a histamina, a epinefrina e a nor-epinefrina, a calcitonina, o glucagon, a hormona paratiroide, a corticotrofina, a rodopsina e um enorme número de fármacos comuns. A ligação do ligando induz alterações na conformação

dos receptores, causando a sua ativação e permitindo a sua interação com muitas proteínas G diferentes. A ativação das proteínas G ocorre pela troca de GDP, presente na proteína inativa, com GTP, na proteína ativa. Entre os muitos ramos desta via de transdução de sinal encontram-se os que envolvem **o cálcio e o monofosfato de adenosina 3', 5'-cíclico (CAMP) como segundos mensageiros.**[11] A ativação de sete receptores transmembranares acoplados à proteína G pode produzir inositol 1, 4, 5-trifosfato (IP3), que liberta cálcio do retículo endoplasmático. Os sinais de cálcio, que são geralmente oscilatórios, têm uma multiplicidade de alvos, incluindo proteínas do citoesqueleto, bombas de iões activadas por cloreto e potássio, enzimas como a calpaína e proteínas de ligação ao cálcio, como a calmodulina. O AMPc ativa um conjunto mais restrito de alvos que incluem a proteína quinase A e os canais iónicos activados pelo AMPc, importantes na visão e na deteção olfactiva.[12] Os defeitos que envolvem a transdução de sinal dos GPCR incluem a retinite pigmentosa, as deficiências de corticotropina e o hiperparatiroidismo.

4) **Receptores de hormonas esteróides.** Os ligandos para estes receptores difundem-se através da membrana celular e ligam-se a receptores localizados no núcleo ou, menos frequentemente, no citoplasma. Os receptores desta família são factores de transcrição que se ligam a um ligando e activam a transcrição. O recetor de estrogénio, importante nos

cancros da mama, está localizado no citoplasma. Para além das hormonas esteróides, outros ligandos que se ligam a membros desta família de receptores incluem a hormona da tiroide, a vitamina D e os retinóides. Um grupo de receptores pertencentes a esta família é designado por receptores activados por proliferadores de peroxissoma (PPAR). Estão envolvidos numa vasta gama de respostas que incluem a diferenciação celular e a adipogénese.

RECEPTORES DE FACTORES DE CRESCIMENTO

O primeiro evento da ação dos factores de crescimento é a ligação a receptores específicos na superfície celular. Os receptores de factores de crescimento constituem uma grande família de proteínas transmembranares com mais de 50 membros.

CLASSIFICAÇÃO

Com base na localização dos domínios N- e C-terminal, os receptores são classificados em :

Tipo I (lado N-terminal fora da célula, C-terminal no lado citoplasmático, ou

Tipo II (extremidade N-terminal no lado citoplasmático). Praticamente todos os receptores de factores de crescimento são do tipo I. Os factores de crescimento ligam-se ao domínio extracelular N-terminal e a extremidade citoplasmática C-terminal dos receptores contém normalmente domínios de cinase. O domínio cinase pode ter atividade de tirosina, serina e treonina cinase, ou não ter atividade cinase.

Com base em várias actividades enzimáticas no domínio do citoplasma

⇒ Receptores com atividade intrínseca de tirosina quinase

Subclassificado: I- EGF e TGF-α

II- Insulina e IGF-I

III- PDGF

⇒ Receptores de proteína G

⇒ Receptores sem atividade intrínseca de tirosina quinase

⇒ Receptores com atividade de quinase semelhante à activina

INTERACÇÕES CÉLULA-MATRIZ EXTRACELULAR (ECM)

Factores de crescimento - induzem a sinalização e a proliferação celular. As células crescem, movem-se e diferenciam-se e estão em contacto íntimo com macromoléculas exteriores à célula que constituem a ECM. Existem provas irrefutáveis de que a matriz influencia de forma crítica estas funções celulares.

Aspectos da estrutura e função da MEC relevantes para a regeneração, cicatrização e fibrose:

A MEC é segregada localmente e forma uma rede nos espaços que rodeiam as células. Forma uma proporção significativa do volume de qualquer tecido. A MEC tem muitas funções. Por exemplo, as proteínas da matriz sequestram a água que dá turgor aos tecidos moles e os minerais que dão rigidez aos tecidos esqueléticos. Funcionam também como um reservatório de factores de crescimento que controlam a proliferação celular. A MEC é importante para as interações célula-a-célula e fornece uma subcamada para as células aderirem, migrarem e proliferarem, modulando diretamente a forma e a função das células.[13] A síntese e a degradação da MEC acompanham a morfogénese, a cicatrização de feridas e os processos fibróticos crónicos, bem como a invasão e a metástase tumorais.

3 grupos de macromoléculas que estão frequentemente associadas fisicamente constituem a MEC:

(1) *Proteínas estruturais fibrosas,* como os colagénios e as elastinas;
(2) Um grupo diversificado de *glicoproteínas adesivas;* e
(3) *Proteoglicanos e ácido hialurónico.*

Estas macromoléculas estão presentes nas junções intercelulares e nas superfícies celulares e podem reunir-se em duas organizações gerais: *a matriz intersticial e a membrana basal (BM).* A matriz intersticial está presente nos espaços entre as células epiteliais, endoteliais e musculares lisas e no tecido conjuntivo. É constituída por colagénio fibrilar e não fibrilar, elastina, fibronectina, proteoglicanos, hialuronato e outros componentes. As BMs são produzidas por células epiteliais e mesenquimais e estão intimamente associadas à superfície celular. São constituídas por uma rede de colagénio amorfo não fibrilar (maioritariamente do tipo IV), laminina, sulfato de heparano, proteoglicanos e outras glicoproteínas.[14]

The Extracellular Matrix

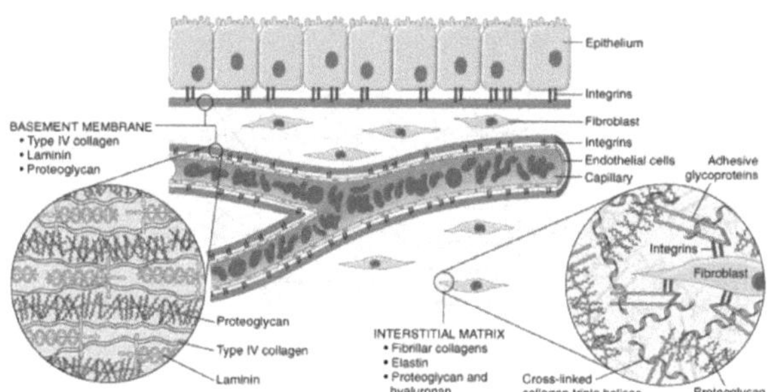

Principais componentes da matriz extracelular. Tanto as células epiteliais como as células mesenquimatosas interagem com a MEC através de integrinas

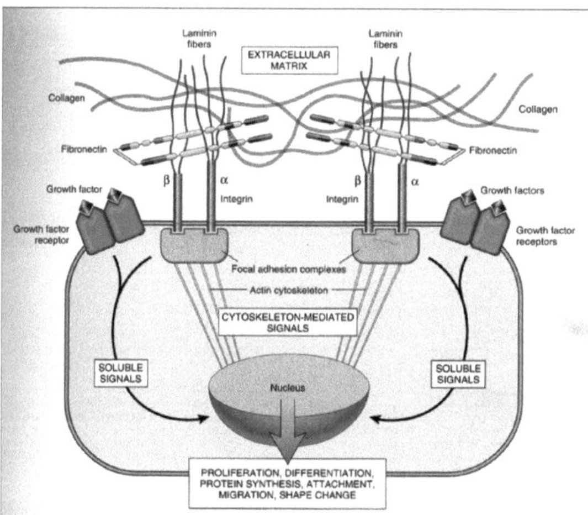

Mecanismos através dos quais a MEC (por exemplo, fibronectina e laminina) e os factores de crescimento podem influenciar o crescimento, a motilidade, a diferenciação e a síntese proteica das células. As integrinas ligam-se a componentes da MEC e interagem com o citoesqueleto em complexos de adesão focal (agregados proteicos que incluem vinculina, α-actina e talina). Isto pode iniciar a produção de mensageiros intracelulares ou pode mediar diretamente sinais nucleares.[15] Os receptores de superfície celular para factores de crescimento podem ativar vias de transdução de sinal que se sobrepõem às activadas pelas integrinas. Coletivamente, estas vias são integradas pela célula para produzir várias respostas, incluindo alterações no crescimento celular, locomoção e diferenciação.

FONTES DE REGENERAÇÃO PERIODONTAL

A aplicação terapêutica de factores de crescimento visa restaurar os tecidos periodontais danificados através da regeneração por processos biomiméticos ou imitando os processos que ocorrem durante o desenvolvimento embrionário e pós-natal. A regeneração periodontal depende do recrutamento de células estaminais ou estromais mesenquimais (MSCs) para o local do defeito intraósseo. As MSCs foram identificadas no espaço perivascular e noutros nichos especiais dos tecidos adultos, incluindo o PDL e o compartimento estromal da medula óssea. As MSC são células multipotentes capazes de se diferenciar em osteoblastos e noutros tipos de células especializadas. O PDL contém populações de células estaminais também capazes de se diferenciar em cementoblastos. Por conseguinte, tanto o PDL como a medula óssea alveolar são considerados fontes críticas de células progenitoras para a regeneração periodontal.[16] Num esforço para melhorar a regeneração periodontal, alguns clínicos realizam a penetração intra-medular, ou decorticação, para promover a hemorragia e o movimento celular da medula óssea para o local do defeito.

CARACTERÍSTICAS COMUNS DOS FACTORES DE CRESCIMENTO

1. **Produtos celulares naturais**: Os factores de crescimento são produtos celulares naturais que são libertados ou activados quando é necessária a divisão celular. Esta ação ocorre normalmente durante eventos como a cicatrização de feridas ou a regeneração de tecidos.

2. **Ação local**: Com poucas excepções, os factores de crescimento têm uma ação local.

3. **Atividade dos receptores**: Uma vez que os factores de crescimento não podem difundir-se através da membrana celular, os factores de crescimento têm de exercer a sua atividade ligando-se primeiro a receptores de alta afinidade na membrana celular. A capacidade de uma célula responder a um determinado fator depende, portanto, da presença destes receptores.

4. **Regulação:** A produção de factores de crescimento polipeptídicos está fortemente regulada nas células normais.

5. **Atividade multifuncional:** Os factores de crescimento polipeptídicos são multifuncionais, o que significa que podem estimular uma grande variedade de actividades celulares, que incluem o crescimento, a migração, a diferenciação e a produção de proteínas da matriz extracelular.

6. Mecanismo de ação: Em alguns casos, os factores de crescimento podem estimular a mesma célula que sintetiza a molécula (estimulação autócrina) ou podem afetar células vizinhas (estimulação parácrina).

7. Regeneração: A regeneração dos tecidos in vivo reflecte provavelmente o efeito combinado de vários factores de crescimento diferentes.

FACTORES DE CRESCIMENTO

Molécula Factores de crescimento	Estrutura	Célula-alvo	Efeito principal nas células
PDGF	Homo/hetero dímero de cadeias A e B	Células mesenquimatosas	Promoção do crescimento
FGF 1-9	Polipéptido 16-18-kd	Células mesenquimatosas	Promoção do crescimento e angiogénese
FEG	Polipéptido 6-kd	Células epiteliais, células epidérmicas	Proliferação, diferenciação
TGF-α	Polipéptido 6-kd	Células epiteliais, células epidérmicas	Proliferação, diferenciação
Família TGF-β	Polipéptido 25-kd	Células epiteliais, células mesenquimatosas	Inibição do crescimento, síntese da matriz, angiogénese.
BMP2-8		Osteoblastos	Formação óssea

Fator de crescimento derivado das plaquetas

A molécula de plaquetas humanas é um heterodímero de glicoproteína catiónica com cerca de 30 kda. O fator de crescimento derivado das plaquetas está envolvido em quase todas as cicatrizações de feridas, em virtude do duplo papel das plaquetas como reservatório de factores de crescimento e fator de hemostase. Esta dupla função evoluiu provavelmente como um mecanismo de sobrevivência. Espera-se que a presença de um potente fator de crescimento no coágulo sanguíneo imediatamente no local da lesão (por exemplo, fratura óssea) promova uma reparação mais rápida e, consequentemente, melhores probabilidades de sobrevivência. Como tal, o PDGF, em particular, parece ter inúmeros efeitos positivos na cicatrização de feridas, incluindo mitogénese, angiogénese e regulação positiva de outros factores de crescimento e células (resultando na promoção de funções fibroblásticas e osteoblásticas, promoção da diferenciação celular e dos efeitos dos factores de crescimento noutras células, como os macrófagos).[17]

Embora seja o principal fator de crescimento das plaquetas, também é sintetizado e segregado por outras células, como os macrófagos e as células endoteliais. Devido à presença de plaquetas nos coágulos sanguíneos, é o primeiro fator de crescimento na ferida e conduz à revascularização, à síntese de colagénio e à regeneração óssea. Existe principalmente como um heterodímero de duas cadeias, denominadas **cadeias A e B**, de tamanho e massa molecular aproximadamente iguais (cerca de 14 a 17 kd). Os homodímeros das cadeias A-A e B-B também estão presentes nas plaquetas humanas e têm os mesmos efeitos na regeneração óssea.[18]

Os factores de crescimento derivados das plaquetas são dispersos pela ferida à medida que as plaquetas se desgranulam. Existem aproximadamente 0,06 ng de PDGF por 1 milhão de plaquetas. Isto equivale a 6 x 10^{-17} g de PDGF, ou cerca de 1200 moléculas de PDGF, por plaqueta individual.

Fator de crescimento transformador-beta

Foi descoberto em 1978 e era designado por fator de crescimento do sarcoma. *O fator de crescimento transformador-beta* é um termo aplicado a uma super família de factores de crescimento e de diferenciação, da qual fazem parte as proteínas morfogenéticas ósseas (BMPS). As proteínas TGF-β1 e TGF-β2 são os membros mais comuns da super família TGF-β e são factores gerais de crescimento e diferenciação envolvidos na cicatrização do tecido conjuntivo e na regeneração óssea.

Tanto o TGF- β1 como o TGF- β2 são proteínas com massas moleculares de aproximadamente 25 kd. Tal como o PDGF, são sintetizados pelos trombócitos e encontram-se nas plaquetas. Também são sintetizados e encontrados em macrófagos, osteoblastos e alguns outros tipos de células.[19]

Quando libertados pela desgranulação plaquetária ou secretados ativamente pelos macrófagos, actuam como um fator de crescimento parácrino para fibroblastos, células estaminais da medula óssea e pré-osteoblastos. No entanto, cada uma destas células-alvo também tem a capacidade de sintetizar e segregar as suas próprias proteínas TGF- β para atuar nas células adjacentes como um fator de crescimento parácrino e para atuar na sua própria membrana celular, como um fator de crescimento autócrino, para dirigir, alterar ou manter uma determinada atividade. Portanto, o TGF- β representa um mecanismo de fator de crescimento que não só pode iniciar a regeneração óssea, mas também pode sustentar a cicatrização e a regeneração óssea a longo prazo, incluindo a remodelação óssea de um enxerto ósseo em maturação.[20]

As funções mais importantes do TGF- β1 e do TGF- β2 parecem ser a quimiotaxia e a mitogénese dos precursores dos osteoblastos e a capacidade de estimular a sua deposição da matriz de colagénio para a cicatrização de feridas do tecido conjuntivo e a formação óssea. Além disso, o TGF-β inibe a formação de osteoclastos e a reabsorção óssea, favorecendo assim a formação óssea em detrimento da reabsorção. In *vivo,* produz nova cartilagem e/ou osso se injetado na proximidade do osso; no entanto, não induz novo osso quando implantado longe do local ósseo.[21] Apesar dos seus efeitos no aumento dos tipos de tecidos moles e duros, não foram relatados dados positivos sobre a cicatrização *in vivo* num contexto periodontal.

Fator de crescimento semelhante à insulina-1

Os factores de crescimento semelhantes à insulina (I, II) são factores de crescimento peptídicos com semelhanças bioquímicas e funcionais com a insulina. São mitogénicos e, nos sistemas fibroblásticos, parecem ser factores de progressão. Em sistemas de células ósseas, o fator de crescimento insulina estimula tanto a proliferação de pré-osteoblastos como a diferenciação de osteoblastos, incluindo a síntese de colagénio tipo 1. Assim, o fator de crescimento da insulina aumenta tanto o número de células que sintetizam osso como a quantidade de matriz extracelular depositada por cada célula. Os IGFs são importantes reguladores da proliferação e diferenciação.[22] As células ósseas produzem e respondem aos IGFS, e o osso é um depósito de IGFs nas suas formas inactivas. Os IGFs têm efeitos pleotrópicos nas suas células alvo, incluindo um aumento do transporte de glucose e aminoácidos para os osteoblastos e um aumento da síntese de ARN e uma diminuição da degradação proteica. Os IGFs estimulam a replicação celular como um fator de progressão. Os IFGs também estimulam a diferenciação das células mesenquimatosas e aumentam a produção de matrizes, incluindo a síntese de colagénios e proteoglicanos.

PROTEÍNAS MORFOGENÉTICAS ÓSSEAS

As proteínas morfogenéticas ósseas constituem uma grande família de factores reguladores. Originalmente descobertas com base na sua presença em extractos de osso indutores de osso, sabe-se agora que desempenham papéis fundamentais na modelação do embrião, bem como funções no animal adulto. Embora a atividade indutora de osso da matriz óssea tenha sido amplamente reconhecida, só após uma purificação extensiva do osso bovino e subsequente clonagem molecular é que se tornou claro quais eram as proteínas responsáveis por esta atividade. Em vários estudos foram utilizadas preparações derivadas de osso bovino ou humano, que contêm uma mistura complexa de moléculas de proteína morfogenética óssea e possivelmente outros factores e proteínas.

As outras duas proteínas morfogenéticas ósseas testadas são ambas fabricadas através de métodos de ADN recombinante, produzindo proteínas individuais puras. A proteína morfogenética óssea humana recombinante-2 e a proteína morfogenética óssea humana recombinante -7 (também designada por proteína osteogenina-1) são ambas sintetizadas utilizando o sistema de expressão de células de mamíferos. As actividades celulares das proteínas recombinantes foram determinadas em vários sistemas celulares, e os efeitos da proteína morfogenética óssea humana recombinante-2 e da proteína morfogenética óssea humana recombinante-7 parecem ser semelhantes. Alteram o fenótipo das células precursoras mesenquimatosas para o de osteoblastos e/ou condroblastos maduros.[23] Para além destas actividades, as proteínas morfogenéticas ósseas são quimiotácticas para alguns tipos de células da linhagem osteoblástica. As proteínas morfogenéticas ósseas são os únicos factores conhecidos que são capazes de induzir a formação óssea em locais extra-esqueléticos, aparentemente causando a diferenciação de células derivadas do tecido mole em células produtoras de osso. Esta atividade faz das proteínas morfogenéticas ósseas um candidato óbvio para a regeneração do osso alveolar. Além disso, as proteínas morfogenéticas ósseas são necessárias para o desenvolvimento embrionário do esqueleto e dos dentes, bem como de muitos outros tipos de órgãos e tecidos. Assim, também podem ter efeitos diretos no adulto sobre a regeneração de outros aspectos da formação do tecido periodontal[24]. De facto, foi demonstrado que as proteínas morfogenéticas ósseas afectam a expressão fenotípica das células do ligamento periodontal.

Factores de crescimento dos fibroblastos

Os dois principais membros dos factores de crescimento dos fibroblastos são o FGF ácido (aFGF ou FGF-1) e o FGF básico (bFGF ou FGF-2). O bFGF é considerado mais potente do que o aFGF e pode atuar através da estimulação de outros factores de crescimento, uma vez que se verificou que estimula o TGF-β.[25]

Os factores de crescimento dos fibroblastos são membros de pelo menos nove produtos genéticos relacionados. Nomeados pelos seus efeitos gerais de promoção do crescimento na maioria dos tipos de células fibroblásticas, também estimulam a angiogénese, a cicatrização de feridas e a migração celular. Estudos sobre os efeitos do fator de crescimento de fibroblastos em tipos de células individuais mostraram que pode estimular a migração e proliferação de células endoteliais e do ligamento periodontal. *In vivo,* foi demonstrado que o fator de crescimento dos fibroblastos aumenta a formação óssea e acelera a taxa de reparação de fracturas. Alguns destes efeitos podem ser mediados pelo aumento da produção de factores de crescimento transformadores. Mais uma vez, apesar da existência de uma justificação biológica para a utilização deste fator de crescimento na reparação periodontal, não estão disponíveis dados positivos *in vivo.*[26]

O Fator de Crescimento Epidérmico (EGF) é um fator de crescimento que estimula os queratinócitos. Originalmente derivado da saliva, o EGF tem sido relatado como tendo efeitos profundos no desenvolvimento dos dentes. O EGF está presente na maioria dos fluidos biológicos, como a saliva, a urina, o plasma, o suor e o sémen. Liga-se ao mesmo recetor que o TGF-α e tem a mesma atividade biológica, ou seja, aumenta a proliferação de queratinócitos e inibe a síntese de colagénio[27].

FACTORES DE CRESCIMENTO COMO MEDIADORES NA CICATRIZAÇÃO PERIODONTAL

No periodonto, o ligamento periodontal representa uma estrutura de tecido mole que possui um fornecimento neurovascular, uma matriz extracelular composta principalmente por colagénio de tipo 1 e proteínas não colagénicas, bem como múltiplos tipos de células (por exemplo, fibroblastos, macrófagos, polimorfonucleócitos, etc.).[28] Para a regeneração periodontal, é necessário o restabelecimento coronal do ligamento periodontal, juntamente com o cemento correspondente e o osso alveolar de suporte. Assim, os agentes que promovem a proliferação e a migração dos fibroblastos do ligamento periodontal, bem como a biossíntese de colagénio, parecem ser mediadores críticos para melhorar a formação do novo ligamento periodontal. Atualmente, os factores de crescimento bem estudados na atividade dos fibroblastos do ligamento periodontal incluem o PDGF-BB, o TGF-βI, o BFGF, o EGF, o IGF-1, o CGF e a BMP-7 (proteína osteogénica-1)[29].

Fator de crescimento derivado das plaquetas (PDGF-AA, -AB, -BB)

O PDGF tem sido o fator de crescimento mais bem descrito no periodonto in vitro e in vivo. O PDGF é também quimiotático para os fibroblastos do ligamento periodontal e promove a síntese de colagénio e de proteínas totais. O PDGF estimula a síntese de hialuronato pelos fibroblastos gengivais, um pré-requisito para a formação de grandes agregados de proteoglicanos que fornecem a estrutura da matriz extracelular. Além disso, o PDGF pode reduzir os efeitos inibitórios do lipopolissacárido (LPS) na proliferação dos fibroblastos gengivais. Recentemente, foi demonstrado que o PDGF promove a proliferação de fibroblastos sob membranas de politetrafluoroetileno expandido (EPTFE) em defeitos de fenestração protegidos em cães.[31] Este estudo utilizou a autorradiografia para mostrar um aumento da captação de [^{3}H] timidina nos defeitos 1 e 7 dias após a aplicação de PDGF nas superfícies radiculares. Quando o IGF-1 ou a dexametasona são combinados com o PDGF e aplicados aos fibroblastos do ligamento periodontal, observam-se efeitos sinérgicos na mitogénese, avaliados pelo aumento da captação de [^{3}H] timidina. Assim, o PDGF parece possuir uma multiplicidade de efeitos que podem promover a cicatrização de feridas nos tecidos moles periodontais.

Fator de crescimento transformador - β (TGF-β)

O TGF-β1 demonstrou ser um forte promotor da produção de matriz extracelular em muitos tipos de células, incluindo os fibroblastos do ligamento periodontal. Embora o TGF-β1 não pareça promover a migração dos fibroblastos do ligamento periodontal, tem efeitos modestos na mitogénese dos PLF. Quando o TGF- β1 é avaliado isoladamente ou quando combinado com PDGF-BB, estimula seletivamente a atividade proliferativa dos PLF em níveis significativamente mais elevados do que com os fibroblastos gengivais. O TGF-β1 aumenta a expressão dos receptores de PDGF-β. Em conjunto, estes resultados sugerem que o TGF- β1 pode ter uma utilização potencial na cicatrização de feridas periodontais.

Num estudo realizado por Wikesjo et al (1998), que avaliou a regeneração do osso alveolar e do cemento após a implantação cirúrgica do fator de crescimento transformador humano recombinante (rhTGFβ1) em conjunto com a GTR, concluiu que o rhTGFβ tem um potencial restrito para melhorar a regeneração do osso alveolar em conjunto com a GTR.

Fator básico de crescimento dos fibroblastos (bFGF)

Os estudos que avaliam o papel do BFGF na atividade das PLF ou na cementogénese são limitados. No entanto, as primeiras investigações mostraram que o BFGF é um potente fator quimiotático e mitogénico para as PLFS. Os blocos de dentina revestidos com BFGF também promovem a migração e proliferação de células endoteliais humanas. Este estudo demonstrou ainda que a ligação do BFGF é aumentada pela exposição do colagénio tipo 1 nas superfícies dentinárias.[(32]

Fator de crescimento epidérmico (EGF)

O EGF parece ter pouco efeito na promoção da mitogénese dos fibroblastos do ligamento periodontal, da quimiotaxia ou da síntese da matriz nos fibroblastos do ligamento periodontal. No entanto, foi demonstrado que o

EGF e o recetor do EGF (EGF-R) estão localizados em fibroblastos do ligamento periodontal de ratos durante a diferenciação (Cho et al., 1991). Tem sido sugerido que o EGF-R pode atuar como um estabilizador do fenótipo dos fibroblastos do ligamento periodontal, e relatórios de estudos in vitro concluíram que a regulação positiva do EGF-R e dos fibroblastos do ligamento periodontal está associada à manutenção das células num estado indiferenciado (com diminuição da atividade da fosfatase alcalina); enquanto a regulação negativa do EGF-R está relacionada com a diferenciação das células em osteoblastos ou cementoblastos.[33] Os efeitos do EGF ainda não foram testados in vivo na cicatrização de feridas periodontais.

Factores de crescimento semelhantes à insulina (IGF-I e -II)

Foi demonstrado que o IGF-I é quimiotático para as células derivadas do PDL (Matsuda et al 1992). O IGF-I também tem fortes efeitos na mitogénese dos fibroblastos do ligamento periodontal e na síntese proteica in vitro (Matsuda et al 1992). Os receptores de IGF-1 também foram localizados na superfície dos fibroblastos do ligamento periodontal. O papel do IGF-II nos parâmetros do PLF e no metabolismo dos fibroblastos gengivais não foi relatado até à data.

Fator de crescimento derivado do cimento (CGF)

O CGF, um fator de crescimento recentemente caracterizado, parece ser encontrado exclusivamente no cemento. Este fator de crescimento demonstrou ser mitogénico tanto para os fibroblastos do ligamento periodontal como para os fibroblastos gengivais. Foi sugerido que o FCG pode promover a migração e o crescimento de células progenitoras presentes em estruturas adjacentes à matriz dentinária e participa na sua diferenciação em cementoblastos. Os efeitos específicos da FBC na síntese de colagénio nas PLFs não foram documentados. No entanto, foi demonstrado que a FBC promove uma maior síntese de colagénio do que o PDGF-AB ou-BB em fibroblastos pulmonares humanos.[34] A clonagem molecular e a expressão da FBC são necessárias para fornecer maiores quantidades de FBC para experimentação in vivo.

Proteínas morfogenéticas ósseas (BMPS)

O papel das BMPs selectivas no metabolismo das PLF não foi avaliado extensivamente. No entanto, foi demonstrado que a BMP-7 (proteína osteogénica-1 ou OP-1) a uma concentração até 200 ng/ml não é mitogénica para os fibroblastos do ligamento periodontal. Curiosamente, a OP-1 estimula a atividade da fosfatase alcalina de uma forma dependente da dose e do tempo, alterando assim o fenótipo dos PLF. Estudos recentes sugerem que a BMP-2 e a BMP-12 também não provocam uma resposta mitogénica nos fibroblastos do LDP em cultura.[35] Estudos futuros que avaliem os efeitos de outras BMPs na atividade dos PLF parecem ser justificados.

FACTORES DE CRESCIMENTO QUE INFLUENCIAM A REGENERAÇÃO DO OSSO E DO CEMENTO

Os factores de crescimento estão presentes na matriz óssea e parecem ser responsáveis pelo acoplamento entre a formação e a reabsorção óssea. Os efeitos dos factores de crescimento polipeptídicos na formação óssea foram avaliados em numerosos sistemas modelo in vitro e in vivo. Infelizmente, existem poucos dados que comparem os factores de crescimento com o metabolismo do osso alveolar especificamente. Assim, a informação disponível representa os efeitos dos factores de crescimento em vários locais ortotópicos que não o osso alveolar. Embora se tenha verificado que vários factores de crescimento são sequestrados na matriz do cemento, os seus efeitos específicos na cementogénese também não são bem compreendidos.

Fator de crescimento derivado das plaquetas (PDGF)

Em culturas de órgãos ósseos, o PDGF estimula a síntese de ADN e a quimiotaxia, bem como a síntese de proteínas de colagénio e não colagénio. Em culturas de células semelhantes a osteoblastos, a atividade da fosfatase alcalina e a osteocalcina são reguladas negativamente pelo PDGF. In vivo, o PDGF aumentou a formação de cartilagem e osso induzida pela matriz óssea desmineralizada. O PDGF-BB num veículo de colagénio promoveu a reparação óssea quando aplicado em defeitos de osteotomia da tíbia criados cirurgicamente (Nash et al 1994).

Fator de crescimento transformador-B (TGF-BI)

Os efeitos do TGF-β1 parecem ser altamente dependentes da fonte de células ósseas, da dose aplicada e do ambiente local, conforme demonstrado em estudos que demonstram a estimulação ou a inibição da proliferação de osteoblastos. O TGF- β1 estimula a biossíntese de colagénio de tipo 1, fibronectina e osteonectina, bem como a deposição de matriz óssea e a quimiotaxia. Além disso, o TGF- β1 diminui a síntese de metaloproteinases e do ativador do plasminogénio, o que aumenta a síntese do inibidor tecidular da metaloproteinase (TIMP) e do inibidor do ativador do plasminogénio (PAI), resultando assim numa diminuição da destruição da matriz do tecido conjuntivo.[36] O TGF- β1 também parece inibir a formação de células semelhantes aos osteoclastos, mas pode promover a reabsorção óssea através de um mecanismo mediado pelas prostaglandinas. O resultado líquido de injecções repetidas de TGF-β1 em ossos longos é a formação de cartilagem que, eventualmente, se ossifica em osso através da formação de osso endocondral. Além disso, os genes do TGF-β1 são expressos durante a cicatrização normal de fracturas humanas. Por conseguinte, devido aos seus efeitos pleiotróficos na formação e reabsorção da matriz óssea e à sua abundância relativa no osso, o TGF- β1 pode atuar como um fator de acoplamento ósseo que liga a reabsorção óssea à formação óssea.

Factores de crescimento dos fibroblastos (a- e B-FGF)

Os FGF ácidos e básicos encontram-se na matriz óssea e, in vitro, ambas as formas estimulam a síntese de ADN e a replicação celular. No entanto, os FGFs não têm efeito estimulador direto nos osteoblastos maduros e diminuem a atividade da fosfatase alcalina. Numa linha celular imortal, o BFGF reduz os níveis de ARNm para colagénio tipo 1 e osteocalcina. É importante referir que os FGFs estimulam potentemente a angiogénese, que é fundamental para a invasão vascular do osso.

Factores de crescimento semelhantes à insulina (IGF-1 e IGF-II)

Tanto o IGF-I como o IGF-II encontram-se em grandes quantidades no osso, sendo o IGF-II o fator de crescimento mais abundante na matriz óssea. O IGF-1 é produzido pelos osteoblastos e estimula a formação óssea ao induzir a proliferação celular, a diferenciação e a biossíntese de colagénio tipo 1. No osso, foi relatado que altos níveis de IGF-1 são sintetizados e secretados pelos osteoblastos e que o IGF-1 pode, portanto, regular a formação óssea de forma autócrina. O IGF-1 também aumenta o número de células multinucleadas osteoclásticas. A aplicação de IGF-I em superfícies de raízes de dentes de ratos promove a cementogénese no prazo de 8 dias após a reimplantação em molares tratados com IGF-1.[37] No entanto, quando o IGF-I foi aplicado a lesões periodontais naturais em cães, apenas se verificaram ligeiros aumentos na formação de novo cemento e osso.

O IGF-II tem efeitos semelhantes aos do IGF-1 quando testado in vitro e, em níveis elevados, liga-se ao recetor do IGF-1. No entanto, a maioria dos estudos sugere que o IGF-II não é tão potente como o IGF-I na promoção de parâmetros de formação óssea. O IGF-II é equivalente ao IGF-1 na promoção da quimiotaxia dos osteoblastos in vitro. As combinações de outros factores de crescimento com IGFs também foram avaliadas in vitro e in vivo. Em cultura de órgãos de calvária, a combinação de IGF-I mais TGF-β1 ou IGF-I mais PDGF aumentou a aposição de matriz óssea mais do que TGF-PI, PDGF ou IGF-I individualmente. Foi demonstrado que o IGF-1 aumenta sinergicamente a mitogénese dos osteoblastos em culturas de células ósseas quando combinado com outros factores de crescimento, como o bFGF, o PDGF ou o TGF-β1.[38] A proliferação máxima de osteoblastos humanos adultos em cultura foi observada com um cocktail de IGF-II, PDGF, TGF-β1 e EGF. Assim, vários estudos sugerem que o IGF-1 ou o IGF-11 combinados com outros factores de crescimento podem aumentar o processo de cicatrização de feridas ósseas.

Proteína relacionada com a hormona paratiroideia (PTHrP)

A PTHrP é um fator de crescimento polipeptídico produzido por numerosos tipos de células, incluindo queratinócitos, linfócitos activados e osteoblastos. Semelhante à hormona paratiroide, a PTHrP estimula a reabsorção óssea e é também um potente agente anabólico no osso. Foram descritos receptores para PTHrP em células PDL e a expressão de PTHrP foi descrita em células que se assemelham a cementoblastos no dente em desenvolvimento.

Proteínas morfogenéticas ósseas (BMPs)

As BMPs são membros estruturalmente relacionados da superfamília TGF-β1 e as BMPs 2-12, isoladamente, iniciam a formação óssea endocondral *de novo*. As BMPs "induzem" a formação de osso novo, ao passo que outros factores de crescimento, como o TGF- β1 ou o PDGF, não o fazem. Em geral, as BMPs estimulam a proliferação e a migração de precursores de células ósseas indiferenciadas, com pouco ou nenhum efeito nas células osteoprogenitoras maduras. Assim, a principal ação das BMPs consiste em obrigar as células pluripotenciais indiferenciadas a diferenciarem-se em células formadoras de cartilagem e de osso. As BMPs são abundantes no osso. São produzidas por vários tipos de células, incluindo os osteoblastos. Descobriu-se que os materiais de aloenxerto ósseo utilizados em procedimentos dentários contêm níveis variáveis de BMP, tais como BMP-2, -4 e -7.[39] Assim, as proteínas retidas no aloenxerto, preparadas comercialmente, têm a capacidade de influenciar o comportamento celular in vivo. Uma deficiência de proteínas do tipo BMP retarda a diferenciação das células ósseas e pode ser responsável por uma falha na cicatrização das fracturas.

Em resumo, as BMPs produzem múltiplos efeitos no osso:

1) Actuam como mitogénios em células mesenquimatosas indiferenciadas e precursores de osteoblastos; 2) Induzem a expressão do fenótipo osteoblástico (por exemplo, aumentando a atividade da fosfatase alcalina nas células ósseas); e

3) Actuam como quimioatraentes para células mesenquimais e monócitos, bem como se ligam ao colagénio tipo IV da matriz extracelular.

REVISÃO DOS ESTUDOS SOBRE O PAPEL DOS FACTORES DE CRESCIMENTO NA REPARAÇÃO E REGENERAÇÃO PERIODONTAL

Factores de crescimento

Até à data, foram realizados vários estudos pré-clínicos em animais que examinaram os efeitos de determinados factores de crescimento na cicatrização de feridas periodontais, enquanto outros factores de crescimento permanecem praticamente por testar. Alguns dos primeiros estudos in vivo que avaliaram o papel dos factores de crescimento na regeneração periodontal centraram-se numa combinação de PDGF e IGF-I. Estes estudos em lesões naturais da doença em cães e em lesões induzidas por ligaduras em primatas não humanos revelaram que esta combinação de factores de crescimento promoveu a formação de novo osso, cemento e ligamento periodontal in vivo.[26] O PDGF / IGF-I também demonstrou promover a formação óssea em torno de implantes dentários press-fit e de alvéolos de extração imediata.[26]

O PDGF combinado com a dexametasona foi avaliado quanto à sua regeneração periodontal em primatas não humanos com periodontite experimental.[25] Esta combinação de factores de crescimento também demonstrou aumentos significativos no novo osso e na inserção medidos 4 semanas após a administração de PDGF/ dexametasona. Também foram reportados resultados encorajadores no modelo canino utilizando a terapia GTR modulada pelo fator de crescimento derivado das plaquetas. Estes estudos revelaram aumentos significativos nas estruturas de osso novo e de inserção, conforme medido 5, 8 e 11 semanas após a aplicação de PDGF-GTR em defeitos de furca de classe III.[31]

O primeiro ensaio clínico em humanos que testou a segurança e a eficácia do PDGFIGF-1 foi recentemente relatado.[5] Este estudo examinou 38 pacientes com doença periodontal moderada-grave tratados com 150 µg/mL de cada um dos PDGF-BB e IGF-I num veículo de metilcelulose, veículo isolado ou cirurgia isolada. Os resultados revelaram que os doentes tratados com PDGF/IGF-I responderam com 43,2% de preenchimento do defeito ósseo, enquanto o grupo de controlo constituído por doentes tratados apenas com veículo e cirurgia demonstrou 18,5% de preenchimento do defeito ósseo. Estas diferenças foram consideradas estatisticamente significativas.

Embora a maioria dos estudos tenha examinado os efeitos do PDGF isoladamente ou em combinação com outros factores na regeneração periodontal, poucos estudos testaram o papel de outros factores na promoção da reparação periodontal. O TGF-β1, o bFGF e o IGF-II foram testados na regeneração óssea em defeitos de fenestração criados cirurgicamente em cães.[40] Os resultados deste estudo não encontraram qualquer melhoria na formação óssea às 4 semanas. Os autores citaram a utilização de quantidades de nanogramas de factores de crescimento, pelo que se pode sugerir que podem ser necessários outros níveis de factores de crescimento para testar mais aprofundadamente os efeitos do IGF-II, TGF-β1 e bFGF na regeneração periodontal.

Proteínas morfogenéticas ósseas (BMP)

O primeiro estudo em humanos que utilizou uma BMP para promover a regeneração periodontal utilizou uma única aplicação de BMP-3 (osteogenina) combinada com aloenxerto ósseo desmineralizado num modelo de dente submerso.[41] Os investigadores encontraram um aumento da deposição de novo osso e cemento à volta de dentes submersos periodontalmente envolvidos no grupo BMP-3 mais enxerto ósseo; enquanto o veículo BMP-3 mais colagénio não demonstrou aumentos no osso ou cemento em comparação com o controlo. No entanto, o grupo BMP-3 mais enxerto ósseo não foi significativamente melhor do que os enxertos ósseos isolados. Além disso, foi observada anquilose pontual em dentes submersos enxertados com BMP-3 mais enxertos ósseos.

Outro estudo que examinou os efeitos da rhBMP-2 em cães na regeneração periodontal verificou que a BMP-2 aplicada em partículas sintéticas bioabsorvíveis promoveu aumentos altamente significativos na formação de novo osso e cemento. Estes resultados foram alcançados 8 semanas após a aplicação da BMP-2. Cerca de 95% do osso em lesões de furca Classe III criadas cirurgicamente foi regenerado. No entanto, foi encontrado um aumento de quase 4 vezes na anquilose nos locais tratados com BMP-2 em comparação com o veículo. Os autores afirmam que a proximidade do osso à junção cimento-esmalte pode ter sido um fator responsável pela anquilose no modelo de defeito submerso.

As BMP também se revelam muito promissoras na promoção da cicatrização de feridas de implantes dentários. Um estudo piloto em primatas não humanos testou a aplicação única de OP-1 em torno de implantes de alvéolos de extração imediata e verificou um aumento do crescimento ósseo, medido histologicamente ao fim de 3 semanas.[25] As BMP bovinas (bBMP) testadas num modelo de cão demonstraram aumentar a taxa de osseointegração em torno de implantes cilíndricos endósseos não revestidos, tal como evidenciado histomorfometricamente 4 semanas após a implantação. As reacções dos tecidos aos implantes de titânio revestidos com bBMP foram ainda avaliadas por SEM durante 12 semanas no mesmo modelo de cão [40]. Os resultados revelaram uma abundante formação de osso lamelar em redor dos implantes revestidos com bBMP às 8 semanas. Este osso encontrava-se adjacente às roscas dos implantes e entrava frequentemente nos orifícios dos implantes.

G.N. King et al[42] investigaram os efeitos da proteína morfogenética óssea humana recombinante 2 (rhBMP-2) numa fase inicial da cicatrização de feridas pós-operatórias e após a cicatrização completa (10 e 38 dias, respetivamente) num modelo de regeneração periodontal em ratos. Uma dose única de rhBMP-2 aumentou a taxa de formação óssea intramembranosa normal e melhorou seletivamente a formação de cemento coronalmente durante a cicatrização precoce da ferida.

FACTORES DE CRESCIMENTO E TERAPIA GENÉTICA

O termo terapia génica refere-se originalmente ao tratamento de uma doença por meio de manipulação genética. De acordo com Strayer, a terapia genética pode envolver o fornecimento ou o aumento da expressão de um gene mutante que não é suficientemente expresso (por exemplo, para tratar deficiências enzimáticas genéticas), o bloqueio de um gene que é prejudicial (por exemplo, utilizando construções anti-sentido para inibir a proliferação de tumores) e a adição de um gene estranho para tratar uma situação que ultrapassa a capacidade do genoma normal (por exemplo, introduzir uma enzima numa célula ou tecido que permite que o tecido se torne mais sensível aos efeitos de agentes farmacológicos).[43]

Existem três abordagens da engenharia de tecidos em periodontia:

- **Abordagem baseada em proteínas:** São utilizados factores de crescimento e diferenciação para a regeneração dos tecidos periodontais, como o TGF-β, BMP-2,6,7,12, bFGF, VEGF e PDGF.[44]
- **Abordagem baseada em células:** Vários estudos que utilizaram células estaminais mesenquimais demonstraram a eficácia da reconstrução de defeitos ósseos demasiado grandes para cicatrizarem espontaneamente.
- **Abordagem de entrega de genes:** Para ultrapassar as curtas meias-vidas dos péptidos dos factores de crescimento *ao vivo*, a terapia genética que utiliza um vetor que codifica o fator de crescimento é utilizada para

estimular a regeneração dos tecidos. Foram aplicadas duas estratégias principais de administração de vectores de genes ao tecido periodontal engenharia. Os vectores genéticos podem ser introduzidos pela técnica *invivo*, ou seja, diretamente no local alvo, ou pela técnica *ex vivo*, ou seja, células selecionadas podem ser colhidas, expandidas, transduzidas geneticamente e depois replantadas[45].

O sucesso da engenharia de tecidos depende da purificação e produção em larga escala de moléculas sinalizadoras, bem como do método de entrega destes factores aos seus alvos. Um problema com a atual administração de factores de crescimento em feridas periodontais é a semi-vida extremamente curta destes factores. Os factores de crescimento administrados topicamente permanecem no defeito periodontal durante um período limitado, presumivelmente devido à degradação proteolítica, à endocitose mediada pelo recetor e à solubilidade do veículo de entrega. Assim, a utilização de sistemas de entrega de ADN pode servir como um método alternativo de direcionar as proteínas para as feridas periodontais[46].

Factores de crescimento na cobertura da recessão

Muitas técnicas cirúrgicas têm sido utilizadas para tratar defeitos de recessão gengival e alcançar o recobrimento radicular. Enxertos gengivais livres (FGG), retalhos avançados coronalmente (CAF), retalhos posicionados lateralmente, SCTG, matriz dérmica acelular (ADM) com CAF demonstraram eficácia na melhoria dos defeitos de recessão e das suas sequelas. No entanto, a maioria dos estudos foi efectuada em defeitos de recessão de Classe I e II de Miller. Nestes defeitos, tem sido sugerido que o SCTG é o padrão de ouro para o tratamento, resultando em bons resultados clínicos que são estáveis ao longo do tempo.[47]

Esta condição também envolve a reabsorção do osso alveolar facial e estruturas associadas. Por conseguinte, não é surpreendente que a regeneração tecidular guiada (RTG) tenha sido uma das primeiras abordagens propostas para o tratamento de recessões gengivais. No entanto, a utilização da RTG para fins de recobrimento radicular tem tido várias limitações, incluindo a previsibilidade limitada em casos de defeitos de recessão superficiais ou em casos de espessura gengival fina. Assim, vários autores têm explorado o uso de agentes biológicos ou factores de crescimento, que são grupos de proteínas capazes de induzir activações genéticas ou celulares para o recrutamento celular, biossíntese de matriz e diferenciação celular, na tentativa de regenerar o periodonto perdido.

Derivado da matriz do esmalte (EMD)

As proteínas da matriz do esmalte são depositadas nas raízes dentárias em desenvolvimento antes da formação do cemento. Foi demonstrado que a EMD obtida a partir de dentes fetais de suínos estimula biomimeticamente a cementogénese, aumentando a proliferação e a migração das células do ligamento periodontal (PDL) e dos osteoblastos, imitando o processo natural de desenvolvimento dentário. Embora a EMD tenha sido inicialmente proposta para a regeneração periodontal, estas proteínas também têm sido investigadas para procedimentos de recobrimento radicular e cicatrização de tecidos moles, dadas as suas propriedades de aumento da vasculogénese e da expressão de factores de crescimento locais.

Modica e colaboradores demonstraram um maior recobrimento radicular médio e um aumento do nível de inserção clínica (NIC) quando o EMD foi utilizado em combinação com o retalho avançado coronalmente (CAF), em comparação com o CAF isolado. Um ensaio clínico aleatório recente que avaliou a eficácia de vários procedimentos de recobrimento radicular (CAF isolado, CAF + EMD, CAF + matriz de colagénio e CAF + matriz de colagénio + EMD) demonstrou que o CAF + matriz de colagénio + EMD estava relacionado com a maior percentagem de recobrimento radicular completo. Da mesma forma, outros estudos sugeriram que a combinação de aloenxertos com EMD pode melhorar os resultados clínicos, provavelmente devido ao papel de andaime do material de enxerto que contribui para a estabilidade da ferida e mantém o espaço necessário para a regeneração periodontal. Além disso, foi relatado o papel potencial do EMD na melhoria dos resultados estéticos e na satisfação do paciente.

Fator de crescimento derivado das plaquetas-BB (PDGF)

O fator de crescimento derivado de plaquetas-BB (PDGF) é um dos factores de crescimento mais investigados na engenharia de tecidos periodontais. Desde a sua introdução no final dos anos 80, vários estudos clínicos e em animais confirmaram o seu papel na promoção da regeneração do osso, do cemento e da PDL. Relativamente ao seu mecanismo de ação, foi demonstrado que as células da LPD e do osso alveolar expressam múltiplos receptores , ,αβχδ ,para o PDGF, o que aumenta a proliferação e a quimiotaxia destas células. Em particular, Boyan et al. investigaram o efeito das várias isoformas de PDGF humano recombinante (AB, AA e BB) nas respostas mitogénicas e quimiotácticas das células PDL, mostrando que o PDGF-BB era o mais potente.

McGuire & Scheyer foram os primeiros a investigar a utilização do rhPDGF-BB para a

O tratamento de GRs numa série de casos envolvendo o uso de enxerto de tecido conjuntivo (CTG) como controlo 9 . Após a elevação do retalho, a solução de rhPDGF-BB foi aplicada nas superfícies radiculares expostas e nas fibras coronais da PDL e, em seguida, uma pequena quantidade deβ - fosfato tricálcico (β -TCP) saturado com a solução de rhPDGF-BB foi colocada sobre a raiz. Uma matriz de colagénio foi saturada com a solução de rhPDGF-BB e adaptada sobre o enxerto antes da sutura do retalho. A razão de ser da utilização doβ -TCP como transportador do rhPDGF-BB†† é o facto de as partículas doβ -TCP terem um papel de andaime, impedindo o colapso do retalho de tecido mole contra a superfície da raiz e fornecendo uma matriz para a formação de novo osso, facilitando também a estabilização do coágulo sanguíneo. O tratamento revelou-se eficaz em termos de recobrimento radicular e de resultados estéticos, não tendo sido registados eventos adversos em nenhum paciente. Estes resultados levaram os autores a concluir que esta série de casos forneceu uma prova de princípio para o tratamento de GRs com rhPDGF-BB maisβ -TCP e uma matriz de colagénio sem a necessidade de CTG autógeno colhido do palato.

CONCLUSÃO

A expressão de vários factores de crescimento e de diferenciação é observada durante o desenvolvimento dos dentes e das suas estruturas de suporte e também na sequência de lesões nos ossos e nos tecidos moles (possivelmente durante a doença periodontal). Estes factores podem regular o processo de reparação e/ou regeneração que é prejudicado na presença de bactérias e dos seus produtos na doença periodontal. Assim, o objetivo da administração de factores de crescimento e de diferenciação no tratamento da periodontite é imitar o processo de desenvolvimento normal e melhorar a resposta normal de cicatrização de feridas para promover a regeneração completa de todas as estruturas de fixação. Está em curso investigação básica e clínica para avaliar o papel dos factores de crescimento e de diferenciação na cicatrização de feridas periodontais.

Referências

1. Kaigler D, Cirelli JA, Giannobile WV. Libertação de factores de crescimento para a engenharia de tecidos orais e periodontais. Parecer de peritos sobre a administração de medicamentos. 2006;3(5):647-662.

2. Raul G. Caffesse e Carlos R. Quinones "Polypeptide Growth Factors and attachment proteins in periodontal wound healing and regeneration". Periodontolgy 2000 1993; 1: 69-79.

3. Rose, Mealey, Genco e Cohen "Non Surgical Therapy in Periodontics; Medicine, Surgery and Implants" Plemons J. M. e Despain Eden B. Stuart Jay Forum e Cynthia Gomez "Periodontal regeneration". Opinião Atual em Periodontologia 1993; 111-128.

4. Sood S, Gupta S, Mahendra A. Gene therapy with growth factors for periodontal tissue engineering-A review. Medicina Oral, Patologia Oral e Cirurgia Bucal. 2012;17(2):e301-e310.

5. Howard T. Howell, Gianluca Martuscelli e Richard J. Oringer "Polypeptide Growth Factors for periodontal Regeneration". Opinião atual em Periodontologia 1996; 3: 149-156.

6. Giannobile W. V. "O papel potencial dos factores de crescimento e diferenciação na regeneração periodontal". J. Periodontal 1996; 67: 545-553.

7. Raja S, Byakod G, Pudakalkatti P. Factores de crescimento na regeneração periodontal. Int J Dent Hyg 2009;7(2):82-9.

8. Steed DL. O papel dos factores de crescimento na cicatrização de feridas. Surgical Clinics 1997;77(3):575-86.

9. Dereka XE, Markopoulou CE, Vrotsos IA. Papel dos factores de crescimento na reparação periodontal. Factores de crescimento 2006;24(4):260-7.

10. Hoeben, A., Landuyt, B., Highley, M.S., Wildiers, H., Van Oosterom, A.T. e De Bruijn, E.A. (2004)

11. Vascular Endothelial Growth Fator and Angiogenesis (Fator de crescimento endotelial vascular e angiogénese). Pharmacological Reviews, 56, 549- 580.

12. Cornick SM., de Noronha, S.A.A.C., Chominski, V., de Noronha, S.M.R., Ferreira, L.M. e

13. Gragnani A. Uso clínico de fatores de crescimento na melhora da cicatrização de feridas cutâneas. Open Journal of Clinical Diagnostics 2014;4, 227-236.

14. Kaigler D, Cirelli JA, Giannobile WV. Fornecimento de factores de crescimento para a engenharia de tecidos orais e periodontais. Expert Opin Drug Deliv. 2006 setembro; 3(5): 647-662.

15. Giannobile WV, Whitson SW, Lynch SE. Controlo não coordenado da formação óssea exibido por combinações de factores de crescimento com IGF-1. Journal of Dental Research 1997; 76: 1569-1578.

16. Lynch SE, Castilla GR, Williams RC, ChristoperPK, Howell TA, Reddy MS, Autoniades AN. O efeito da aplicação a curto prazo de uma combinação de factores de crescimento derivados de plaquetas e semelhantes à insulina na cicatrização de feridas periodontais. J Periodontol 1991; 62: 458-467.

17. Strayhorn CL, Garret JS, Dunn RL, Benedict JJ, Somerman MJ. Os factores de crescimento regulam a expressão dos genes associados aos osteoblastos. J Periodontol 1999; 70: 1345-1354.

18. Saygin NE, Tokiyasu Y, Grannobile WV, Samerman MJ. Os factores de crescimento regulam a expressão dos genes associados aos minerais nos cementoblastos. J Periodontol2000;71:1591-1600.

19. Stavropoulos A, Wikesjo UME. Factores de crescimento e diferenciação para a regeneração periodontal: uma revisão dos factores com testes clínicos. J PeriodontRes 2012; 47: 545-53.

20. Al-Hijazi, A.Y. e Al-Mahammadawy, A.K.A.A. (2014) Papel da aplicação tópica de factores de crescimento na reparação periodontal. Ciência Natural, 6, 351-361

21. Alvarez RH, Kantarjian HM, Cortes JE. Biologia do fator de crescimento derivado de plaquetas e o seu envolvimento na doença. Mayo ClinProc 2006;81(9):1241-57.

22. Reynolds MA, Kao RT, Nares S, Camargo PM, Caton JG, Clem DS, Fiorellini JP, Geisinger ML, Mills MP, Nevins ML, Rosen PS. Saúde periodontal através de abordagens regenerativas. Avanços clínicos em periodontia 2015;5(1).Stuart Jay Forum e Cynthia Gomez. Regeneração periodontal. CurrOpinPeriodontol 1993; 1: 111-128.

23. Howard T, Howell AA, Gianluca AA, Martuscelli AA, Richard J. Factores de crescimento polipeptídicos de Oringer para a regeneração periodontal. CurrOpinPeriodontol 1996; 3: 149-156.

24. Giannobile WV. O papel potencial dos factores de crescimento e diferenciação na regeneração periodontal. J Periodontal 1996; 67: 545-553.

25. Rutherford RB, Niekrash CE, Kennedy JE, Charette MF. Os factores de crescimento derivados das plaquetas e semelhantes à insulina estimulam a regeneração da inserção periodontal em macacos. J Periodontal Res 1992; 27: 285-290

26. Lynch SE. The Role of Growth Factors in Periodontal Repair and Regeneration in 'Periodontal Regeneration - Current Status and Diretions'. Illinois, Quintessence, 1994.

27. Graves DT, Cochran DL. Regeneração periodontal com factores de crescimento polipeptídicos. CurrOpinPeriodontol 1994; 2: 178-186.

28. Cohen IK, DiegelmannRFLindbladWJ. Wound healing: biochemical and clinical aspects (Cicatrização de feridas: aspectos bioquímicos e clínicos). Morgan & Jack Pledger, "Fibroblast proliferation" pp. 63-74. In: CohenIK, DiegelmannRF, LindbladWJeds. "Biochemical and clinical aspects: Wound healing", W.BSaunderCompany, Harcourt Brace,

Jovanovich, Inc., Curtis Centre, Independence Square West, Philadelphia, 1992.

29. Hollinger J, Buck D, Bruder SP. Biologia da cicatrização óssea: seu impacto na terapia clínica. In: Lynch SE, Genco RJ, Marx RE eds. Tissue Engineering (Engenharia de Tecidos). Illinois, Quintessence, 2000. pp. 17-53.

30. Lynch SE, De Castilla GR, Williams RC et al. The effects of shorttermapplication of a combination of platelet-derived and insulingrowth factors on periodontal wound healing. J Periodontol 1991;62: 458-467.

31. Cho Moon OL, Wen-Langhin AA, Genco Robert J. Fator de crescimento derivado de plaquetas - terapia regenerativa de tecidos guiada e modulada. J Periodontol 1995; 66: 522-530.

32. Bennett NT, Schultz GS. Factores de crescimento e cicatrização de feridas: propriedades bioquímicas dos factores de crescimento e dos seus receptores. Am J Surg1993; 165: 728.

33. Werner H, Katz J. O papel emergente dos factores de crescimento semelhantes à insulina na biologia oral. J Dent Res 2004; 83: 832-836.

34. Han X, Amar S. A sinalização de IGF-I aumenta a sobrevivência celular em fibroblastos PDL versus fibroblastos gengivais. J Dent Res 2003; 82: 454-459.

35. Caffesse RG, Quinones CR. Factores de crescimento polipeptídicos e proteínas de ligação na cicatrização e regeneração de feridas periodontais. Periodontolgy 2000 1993; 1: 69-79.

36. GanongWF. Review of Medical Physiology, 18ª edn. Connecticut: Simon & Schuster Company; 1997.

37. Cotrim P, Andrade CR, Martelli H, Graner E, SaykJJ, Coletta RD. A expressão de MMP em fibroblastos gengivais tratados com ciclosporina é regulada por TGF-b, estimulação autócrina. J Periodontol 2002; 73: 1313-1322.

38. Miki Y, Shimabukura Y, Kitamura M, Takayama S. O efeito da aplicação de bFGF na regeneração dos tecidos periodontais. J Periodontal Res 1997; 32: 667-675.

39. Takayama S, Murakami S, Shimabukuro Y, Kitamura M, Okada A. Regeneração periodontal por FGF-2 (bFGF) em modelos de primatas. J Dent Res 2001; 80: 2075-2079.

40. Uma revisão J ClinPeriodontol 1997: 24; 355-365.

41. Proteínas Morfogenéticas Ósseas: Antecedentes e implicações para a reconstrução oral:

42. Factores que modulam os efeitos da regeneração periodontal induzida por BMP: Uma revisão crítica; J Periodontol; 2002:73; 925-936

43. McCavley LK, Somerman MJ. Modificadores biológicos na regeneração periodontal. Dent Clin North Am 1998; 42: 361-388.

44. Blom S, Holmstrup P, Dabelsteen E. O efeito do fator de crescimento semelhante à insulina-I e da hormona de crescimento humana na morfologia dos fibroblastos da PDL. Padrão de crescimento, síntese de ADN e ligação ao recetor. J Periodontol 1992; 63: 960-968.

45. Wozney JM. Aplicações biológicas e clínicas da (rh BMP-2). In: Lynch SE, Genco RJ, Marn RE eds. Tissue Engineering (Engenharia de Tecidos). Illinois, Quintessence, 1999. pp. 103-123.

46. Oates TW, Rouse CA, Cochran DL. Efeitos mitogénicos dos factores de crescimento das células do ligamento periodontal humano in vitro. J Periodontol1993; 64: 142-148.

47. Chambrone L e Tatakis DN. Procedimentos de cobertura radicular de tecidos moles periodontais

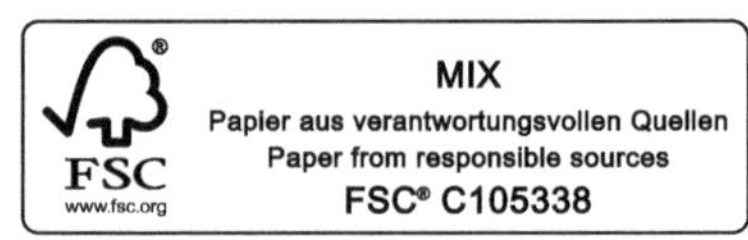

Printed by Books on Demand GmbH, Norderstedt / Germany